AF562231

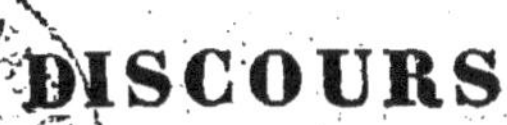

DISCOURS

SUR LA VIE DE

L'ESPÈCE HUMAINE,

Par F. Ribes,

PROFESSEUR DE LA FACULTÉ DE MÉDECINE DE MONTPELLIER.

1834.

DISCOURS

SUR

LA VIE DE L'ESPÈCE HUMAINE.

MONTPELLIER, — IMPRIMERIE DE X. JULLIEN.

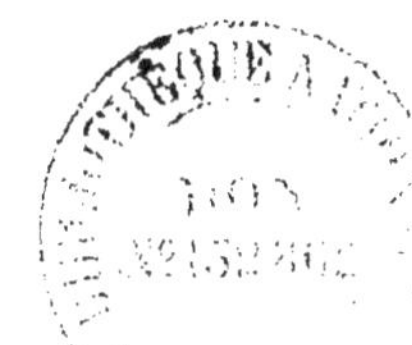

DISCOURS

SUR LA VIE

DE L'ESPÈCE HUMAINE,

PRONONCÉ

A L'OUVERTURE DU COURS D'HYGIÈNE

DE LA FACULTÉ DE MÉDECINE DE MONTPELLIER,

PAR F. RIBES,

PROFESSEUR DE CETTE FACULTÉ.

Tout vit.....

A MONTPELLIER,

CHEZ SEVALLE, LIBRAIRE, GRAND'RUE.

Avril 1834.

DISCOURS

SUR

LA VIE DE L'ESPÈCE HUMAINE.

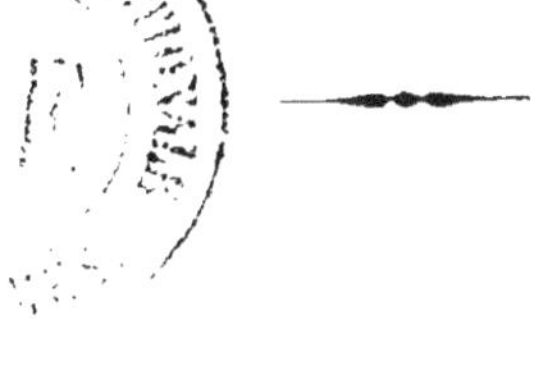

ARTICLE PREMIER.

MESSIEURS,

I. TOUT VIT...... et par ces mots j'entends qu'il n'y a pas une partie d'un corps qui ne soit *combinée* à d'autres parties, un être dont l'existence ne suppose celle d'autres êtres, un monde qui ne suppose d'autres mondes avec lesquels il est *associé*.

TOUT VIT; mais à des *degrés* et suivant des *modes* différens. La VIE, c'est l'*attraction animée*, L'ASSOCIATION, L'AMOUR..... Science du Ciel, Science de la Terre, tout est PHYSIOLOGIE.

Assez d'autres appliquent leur savoir à fixer votre attention sur la diversité des corps, sur la spécialité des vies, sur la *multiplicité* qui s'aperçoit dans chacune d'elles. Moi, je veux employer le mien à satisfaire un besoin non moins naturel qui est en vous, celui de comprendre l'*ordre*, ou la *coordination* des Vies. Et je tends à ce but dirigé par un *Principe* qui n'est pas moins favorable à l'étude de la MULTIPLICITÉ ou des différences des êtres, qu'à celle de leurs ressemblances ou de l'UNITÉ.

Messieurs, le sujet de nos recherches, l'objet de nos soins conservateurs, c'est l'*homme* et *les hommes*, l'homme et la femme en même temps que la Société, dont ce couple est un des membres; car l'HUMANITÉ est un corps dans lequel la vie est à la fois générale et particulière; c'est un arbre aux branches étendues et nombreuses, dont chaque rameau porte une fleur à deux sexes.

La Physiologie sociale et la Physiologie individuelle sont étroitement liées; et l'Hygiène qui trace le règlement sanitaire des masses, tient de près à l'Hygiène qui se propose la conservation des individus.

L'HUMANITÉ n'est donc point la *collection* des êtres de notre espèce; c'est un ensemble de parties unies les unes aux autres par des *affinités*. Il en est ainsi des deux moitiés du couple mâle et femelle, ainsi de chaque moitié de ce couple: partout *combinaison* et non pas *somme* de vies; partout des intérêts particuliers *associés*.

Cela posé, je puis légitimement m'occuper avec vous, soit *principalement* de Physiologie et d'Hygiène publique, soit *surtout* de Physiologie et d'Hygiène individuelle ou privée; je le puis sans craindre que vous sépariez rigoureusement ce que ma *Conception* vous présente, comme les deux divisions de la même science.

D'abord je vais vous dire les phases du développement physiologique de l'ESPÈCE HUMAINE; vous verrez ensuite quel jour cette connaissance jette sur l'étude qui a pour objet l'amélioration du sort des hommes, et la conservation de la santé publique.

II. Le Globe terrestre est un vaste corps qui s'est développé graduellement, qui a manifesté et qui manifeste incessament les phénomènes d'une *vie progressive*, à l'aide du concours de son activité propre, et de l'activité du SYSTÈME UNIVERSEL dont il est un des élémens.

La Terre *vit*, c'est-à-dire, est une réunion de corps qui sont harmoniquement liés, bien qu'ils aient une existence distincte ; et la Science du Globe terrestre est une physiologie fondée sur des faits généraux et spéciaux, sur des faits d'unité et de diversité.

Dès son apparition jusqu'aux temps où nous sommes, l'évolution des vies dont notre Planète est la combinaison, forme une série de phénomènes continue, ascendante, dans laquelle on peut marquer des divisions qui correspondent à des âges. Ceux-ci se déroulent lentement, et représentent une suite de transformations qui font du Globe un être toujours le même et toujours nouveau.

Dès son origine, la Terre possède les pouvoirs qu'elle met en action avec une force et une fécondité croissantes. L'*attraction animée* qui fait sa vie, qui unit ses parties ensemble et avec l'Univers, est dans tous les momens de son existence à la fois minérale, végétale et animale, mais elle grandit sans interruption, et sa triple nature se perfectionne sans cesse. Dans son *mode* le plus inférieur, lorsqu'elle est dans son état le plus simple, tant pour sa *composition* que pour l'*arrangement* de ses parties, la Terre est principalement minérale. Ensuite elle se spécialise davantage, sous ce double rapport, par des productions végétales et animales qui jaillissent dans son sein, successivement plus nombreux, plus riches et plus belles. Et un jour arrive où elle exprime sa vie par des spécialisations de son être et des phénomènes d'un rang et d'un caractère plus parfait, par l'apparition de la Famille humaine. Cette dernière phase de son évolution renferme, en les surpassant, celles qui ont précédé; elle offre des temps distincts qui sont les âges suivans du Globe, les périodes de la vie humanitaire.

Si la Terre, par un mouvement physiologique encore plus actif, ne doit point signaler une vie supérieure à celle de notre espèce; si ce dernier développement doit l'amener à l'apogée de son existence, les temps antérieurs à la naissance de l'Humanité en sont, on peut le dire, comme la *vie fœtale* et son *enfance*, son *adolescence*, sa *virilité*, nous montrent la continuation de la marche ascendante de la Vie terrestre. L'Espèce humaine a-t-elle à parcourir ensuite les degrés d'une échelle descendante? doit-elle arriver à son déclin et mourir? Non! TOUT VIT.... et si la Terre cessait de manifester son activité par l'Espèce humaine, ce serait pour s'élever à une existence nouvelle et spécialiser sa vie avec plus de perfection.

ARTICLE II.

PREMIER AGE DU GLOBE TERRESTRE; AGE FOETAL DE L'ESPÈCE HUMAINE.

III. Essayons de caractériser la *Vie terrestre* dans ses diverses périodes, la vie humanitaire dans ses âges, sans perdre de vue que ces âges ne sont pas distincts, car le progrès est continu.

Qu'est la vie du Globe dans son premier développement, ou l'Humanité pendant sa vie intra-utérine? Vous ne sauriez aborder cette question, si vous n'apportez avec vous une conception fondamentale de l'*être*, si vous n'avez point formulé l'idée *vie*.

Aux sommités de l'arbre que représente la vie du Globe terrestre, là où est l'humanité, la vie c'est l'ASSOCIATION, L'AMOUR: Amour par qui les membres du corps social s'attirent, amour qui les unit entr'eux et avec le monde qui les entoure, dans le but de *penser* et d'*agir*. AIMER, *penser*, *agir*, telle est la VIE formulée en termes qui conviennent, lorsqu'on parle de l'Humanité, ou de la Terre vivant du mode le plus élevé. Aimer, c'est *attirer*, c'est *désirer*, c'est *sentir*, pour réaliser des actes intellectuels et physiques.

La vie, aux racines de l'arbre que représente la Terre, est bien toujours la vie du Globe pris en totalité, mais au degré et dans le mode propre à l'extrémité de cette hiérarchie dont l'homme occupe le faite.

L'Amour, c'est l'Attraction, mais l'attraction animée, ou qui lie le Globe et sa couche atmosphérique à d'autres corps planétaires, qui fait du Globe une combinaison de parties de nature distinctes, qui non seulement unit les êtres entr'eux, mais qui associe, pour un but commun, les différentes portions du même être, lesquelles à leur tour aussi sont distinctes de nature.

Il suit de là que l'Attraction, l'Amour, *la vie*, se spécialisent dans les êtres nombreux dont le Corps terrestre se compose, dans chacun de ces êtres, et enfin dans les divers élémens ou organes du même corps.

Or, quel est le langage qui pourra traduire la multiplicité indéfinie des degrés et des modes de l'*attraction vivante* dans les êtres, dont l'association progressive constitue le Globe ou l'Humanité? Ce ne peut être celui des systèmes du passé; ils supposent une *manière de sentir*, une manière *de voir* qui n'est plus la nôtre. J'ai besoin, Messieurs, des efforts de votre attention, afin que combinant un instant votre activité avec la mienne, il vous soit plus facile de comprendre, 1° que la vie de la Terre prise en totalité, et que la vie de chacune de ses périodes, étudiée comme un tout isolé, est *une* et *multiple*, c'est-à-dire, générale et locale à la fois quant à son *siége*; une et multiple, c'est-à-dire, semblable à la fois et différente dans ses caractères, dans ce qui en fait le fond ou sa nature.

2° Qu'elle est simultanément *active* et *passive*. Je veux dire que, soit que l'on considère le Globe dans son association avec ce qui est en dehors de lui, soit qu'on l'examine dans les êtres distincts qui le composent, le résultat fonctionnel, toujours produit par les influences combinées du membre qui manifeste spécialement le phénomène et du reste de l'association, dépend ou principalement de l'un, et alors c'est lui dont l'activité est dominante, ou bien dépend principalement de l'autre, et alors dans le résultat la part de ce membre est la moindre, il a agi *comme passivement*.

3° Que la Vie offre, dans chacun de ses âges, une face qui est de *perception matérielle*, et une face qui est du domaine de la *perception non matérielle*; tout fait est empreint de cette double qualité, mais il peut avoir l'une moins que l'autre.

4° Enfin, que la vie du Globe terrestre, dans son unité multiple, est mâle et femelle.

Dans les phases du développement de la Terre, ces caractères généraux varient simultanément suivant leur nature et leur intensité.

IV. Par quelles expressions, Messieurs, spécifier maintenant le premier âge du Globe terrestre? Qu'est alors la vie humanitaire? Nul doute qu'elle *est*, mais *virtuellement*, mais seulement en *germe*. A ce moment, elle est en *puissance* ce qu'elle sera en *acte* dans les périodes suivantes. L'Humanité, dans son âge fœtal, *dort* sa vie d'amour, d'intelligence et d'action volontaire.

Au commencement, l'*attraction animée* est à son minimum d'énergie et ses modes sont le moins spécialisés. Les parties constitutives de la Terre, les existences dont elle est la combinaison sont peu distinctes dans leur nature. La constitution de l'*être* est plus homogène qu'elle ne le sera dans la suite, et il en est de l'arrangement ou de la structure comme de la composition; car l'un et l'autre ne sont que deux modes de la même activité. La masse de la terre primitivement gazeuse et liquide, se solidifie par couches successives.

Quand la *vie* est *principalement* minérale, elle est telle que les chimistes l'ont comprise sous le nom d'*affinité*; mais l'état minéral n'est pas distinct de l'état végétal et animal, la Terre jouit à la fois de ce triple mode de vie, que suivant les temps elle déploie avec une prédominance différente. C'est pourquoi, Messieurs, je vous demande d'élever progressivement dans votre esprit le sens du mot *affinité*; d'*animer* l'affinité, de manière qu'elle soit la vie graduellement compliquée, la vie graduellement minérale, végétale, animale. Vous saisirez d'autant mieux les analogies, vous admettrez d'autant plus les transitions par laquelle passe la vie une et multiple de la Terre dans le premier âge, que vous prendrez des termes de comparaison moins éloignés l'un de l'autre. Ce que j'avance est aussi vrai pour le fond que pour la forme des êtres, pour leur composition que pour l'arrangement matériel de leurs parties. La cristallisation, en se transformant, passe insensiblement à l'organisation la plus complexe. La complication est rendue évidente, tant par le *nombre des élémens* que par le *mode attractif* qui les lie : ces deux circonstances sont correlatives, elles s'élèvent ensemble. Les compositions sont d'abord binaires ; mais le Globe a pouvoir d'en effectuer ensuite qui sont ternaires et quaternaires.

Au début du premier âge, le *pouvoir de coordination* qui fait une existence commune de toutes les existences particulières est très faible, comparativement aux périodes subséquentes. Il l'est assez pour qu'on ait été porté à nier qu'il existait, et se décider à ne croire qu'à la divisibilité et à l'indépendance des parties du Globe. Mais, remarquez qu'il y a toujours *lien* à la fois intégrant et constituant. Seulement, il faut dire que, dans les premiers temps, ce lien est à son degré le plus inférieur et que la divisibilité est plus grande; qu'il y a moins d'intimité dans la coordination des élémens de la Terre, lorsque la vie est principalement minérale, que lorsque se spécialisant davantage, elle devient végétale et animale.

Conserver son arrangement et sa composition, est la propriété de l'être depuis son état le moins avancé, jusqu'au summum de la vie. Cette propriété va dans une échelle croissante des minéraux aux animaux. Pendant la vie minérale, le Globe et ses parties ont le moins de tendance à opérer des changemens par eux-mêmes dans leur composition, et ils se laissent modifier facilement par des actions étrangères; ils cèdent à un plus grand nombre de ces influences qu'ils ne le sont plus tard. C'est ainsi, Messieurs, que vous devez entendre le sens de ces mots employés jusqu'ici: *les végétaux et les animaux ont puissance de résister un certain temps aux agens extérieurs, et les minéraux sont dans des conditions opposées.* Pour nous, il y a gradation dans la faculté d'effectuer et de maintenir sa composition.

J'exprime cette idée en termes différens, quand je dis que l'*attraction* qui associe les molécules du Corps terrestre est douée d'*activité*, et que cette faculté se perfectionne en lui incessamment; qu'elle réside dans le corps entier, dans chacun des êtres qu'il embrasse et dans toutes les parties de ces êtres.

Quand la vie commence, les corps qui composent le Globe réagissent proportionnellement à l'impression qu'ils reçoivent les uns des autres, et leurs parties obéissent à la même loi: La qualité de cette activité est simple alors comme sa nature; les effets en sont peu compliqués, et l'ordre dans lequel ils paraissent est accessible à un calcul rigoureux.

Ainsi, dans le début, la Terre présente un seul corps et plusieurs corps; un seul principe et plusieurs principes; et, dans ses degrés aussi bien que dans ses spécialisations, sa vie est à son état le plus inférieur.

Les faits de la Vie principalement minérale offrent incontestablement ce caractère d'avoir une double face, et d'être percevables, les uns, surtout matériellement; les autres, d'être percevables surtout d'une manière non matérielle. Voyez en effet; l'analyse démontre l'existence d'élémens spéciaux séparés et celle de formes diverses; et par là elle agrandit continuellement le domaine des faits de perception matérielle. Mais la Physiologie de la Terre ne se compose pas seulement des faits de cet ordre; elle est aussi la science des parties en tant que combinées et disposées pour un but, et des modes d'agir de l'*attraction vivante* qui les compose et les arrange. En d'autres termes, les corps ou les parties des corps examinés en tant qu'associés ou coordonnés, fournissent des faits d'un ordre opposé, ou principalement accessibles à la perception non matérielle. Oui, Messieurs, de la combinaison des principes de la Terre ressortent des propriétés, et un arrangement que leur connaissance isolée ne fait point prévoir. Et il s'ensuit que le moyen de connaître de mieux en mieux ce qu'est la vie dans le premier âge du Globe, c'est d'en étudier autant que possible les parties isolément et dans leur combinaison.

V. Cependant le Globe développe sa vie principalement végétale. Dans cet état, qui est la transformation de l'état précédent, l'Attraction a de nouveaux attributs: les principes s'associent en plus grand nombre et selon un mode différent, et les phénomènes qui se montrent indiquent le progrès qui vient de s'accomplir.

Les Affinités qui ne s'étaient manifestées que comme minérales ont revêtu d'autres qualités; les élémens qui composent les corps inférieurs ont acquis des aptitudes qui les rendent capables de réaliser des composés plus parfaits. C'est l'Attraction principalement minérale qui s'est préparée insensiblement à devenir Attraction ou vie végétale, et qui arrive à produire les principes immédiats des plantes.

Maintenant l'*unité*, la coordination des corps et des molécules des corps est plus serrée, l'indépendance est plus limitée, la vie est plus évidemment générale et locale à la fois. D'une autre part, sa nature a fait un pas de plus dans sa spécialisation, bien qu'au fond elle soit encore semblable à elle-même; et l'arrangement matériel qui marche de front avec la composition, s'est compliqué, diversifié par des transitions graduelles, de manière à passer à l'état d'organisation.

Dans cette phase du premier âge, l'activité du Corps terrestre se prononce hautement. Les réactions de la vie végétale, les phénomènes que l'activité engendre sous une impulsion étrangère, déjà sont souvent disproportionnés à cette impulsion provocatrice, sont moindres ou plus forts qu'elle, et manifestent des qualités autres que les siennes.

C'est pourquoi l'*ordre* dans lequel se montrent les phénomènes des végétaux, les *lois* de l'Attraction du Globe vivant surtout de sa vie végétale, ne sont point du domaine de la science mathématique, ou du moins ne sont pas accessibles au même genre de calcul que celles de la vie minérale. Ce sont les lois de la période précédente transformées, conséquemment le calcul doit changer de nature comme elles.

Si, pendant la première phase de son développement, le Globe ne possède que *virtuellement* la vie de SENTIMENT, d'*intelligence* en d'*action volontaire*; si l'Attraction n'est qu'*en germe*, ce pouvoir qui s'animant peu à peu méritera un jour le nom d'ASSOCIATION, d'AMOUR, il n'en est pas de même dans celle-ci, et un autre langage commence à nous être permis. Sans doute je ne puis signaler des actes réels de sentiment, d'intelligence et de locomotion; mais il existe des *tendances attractives*, telles qu'on ne saurait se défendre de les comparer à un sentiment obscur, et à des mouvemens si non volontaires, au moins très actifs, et qui, dans quelques cas, sont voisins de la locomotion.

Ici, le Globe terrestre manifeste une autre spécialisation de sa vie, un mode d'attraction qui jusques là n'était en lui qu'en puissance. Je veux parler de l'amour sexuel, qui fait de la Terre un être *mâle* et *femelle* : mode d'association qui a pour résultat un acte qui est aussi d'*attraction vivante*, mais autrement spécial, autrement parfait que ceux qui s'étaient effectués. Les faces mâle et femelle de la Terre se supposent l'une l'autre, elles sont dans un état d'attraction constante, et la Vie n'est également que dans leur union.

VI. Le Globe poursuit son évolution. Il se spécialise encore et réalise les actes d'une vie plus belle. L'*attraction animée* rapproche des élémens plus nombreux, et les combine selon de nouvelles conditions. Les *affinités* végétales se sont transformées, de manière à donner naissance à des combinaisons animales. Les principes qui doivent les constituer, ont acquis, dans la période végétale, l'aptitude à vivre suivant un mode supérieur aux précédens et à revêtir des formes plus compliquées. Des corps, tels que la *barégine* ou la *glairine* des eaux thermales, la *matière verte* de Priestley, les *infusoires*, etc., sont la transition d'une phase de vie à l'autre, et fournissent des témoignages d'*affinités progressivement modifiées*. Maintenant, Messieurs, vous interpréterez plus largement ces paroles de la vieille science : *les minéraux fournissent aux plantes, les plantes aux animaux.*

Le Globe, pendant sa prédominance de vie animale, montre aussi une fécondité et une perfection ascendante, dans les formes et dans les combinaisons.

Le lien qui unit les êtres entr'eux, qui les unit à l'air qui les enveloppe et les pénètre, est encore plus intime ; l'*unité*, la vie générale sont plus saisissables que jamais, et en même-temps la *diversité* ou la nature propre des êtres, et les spécialisation de la vie de chacun d'eux sont mieux précisées.

Le mode et le degré de l'*activité* que le Globe met en jeu, rendent saillant le caractère de l'Association qu'il constitue. La disproportion entre l'action et la réaction est fréquente, aussi bien que le défaut de rapport qui existe entre l'un et l'autre envisagées dans leur nature.

En jetant un coup-d'œil sur l'échelle animale, vous voyez le pouvoir qui compose et organise, qui *associe* et *individualise*, prendre une force et une diversité graduelle; l'activité qui agit et réagit se prononcer à mesure que vous atteigniez de plus hauts degrés. Et toujours la vie propre d'un être et de ses organes séparément, va de front avec l'harmonie qui coordonne les êtres et leurs organes.

VII. Cette période de vie principalement animale observée en elle-même, et observée dans son union avec les périodes antécédentes, forme l'arbre hiérarchique des vies, dont chaque branche, chaque rameau présente, comme le Globe entier, la série progressive des modes de l'*attraction animée*.

Messieurs, il faut s'élever lentement par termes gradués, par transitions douces, de la vie minérale du Globe jusqu'à la vie humanitaire, pour comprendre que véritablement la vie est toujours l'Attraction, l'Attraction progressivement animée, une et diverse sous toutes ses faces; et que tout ce qu'est alors *en réalité* le Globe, il l'était *en puissance* à son origine; qu'il portait, en tant que membre du Système de l'Univers, un pouvoir multiple qu'il a successivement mis en jeu. C'est un changement continuel de nature et de forme d'un même corps. Ce corps est toujours ce qui a été, mais en mieux; c'est un enfant qui grandit; son passé est en lui, et le lendemain n'est pas simplement un jour qui s'ajoute à la veille.

Dans la dernière phase du premier âge, les tendances fonctionnelles de l'Attraction vivante se dessinent nettement; la *triple action* du corps terrestre est sur le point d'éclater avec les traits qui la spécialisent. Des phénomènes sont produits, qui ressemblent aux phénomènes d'AMOUR, de *pensée* et d'*action volontaire* de l'âge avancé pour lequel ces expressions ont été inventées. Voyons quel sens elles ont dans cette dernière partie de l'âge fœtal de l'Espèce humaine.

Les organes des animaux s'attirent et se coordonnent d'autant mieux les uns avec les autres; les animaux attirent d'autant plus ce qui est en dehors d'eux, que vous vous rapprochez des espèces les plus parfaites; et la vie, le pouvoir impulsif de l'être est déjà manifestement alors AMOUR, *sentiment, désir :* mais qu'elle est la *qualité* de ce sentiment, de ce désir, de cet amour? Il n'est pas encore ce que dans l'âge suivant nous le verrons être. Le mot *instinct* a servi jusqu'à présent à désigner collectivement les modes variés de la vie animale, et cependant il ne dit pas le degré et la nature progressivement élevée, qui rapprochent l'Attraction du *sentiment* et de l'*amour*; qui transforment le *désir* des animaux en *volonté*, et lui donnent l'aptitude de s'exprimer par des phénomènes de plus en plus semblables à ceux de l'intelligence humaine, par des actions de plus en plus comparables aux mouvemens volontaires de l'homme. La qualité de ces phénomènes intellectuels et physiques spécifie l'instinct, en indique le rang et la nature.

Messieurs, la vie du premier âge tout entier du Globe terrestre, étudiée dans ses spécialisations, est une *triple physiologie comparée.* Elle comprend une *psychologie comparée*, une *vie de mouvement* comparée; celles-ci sont les deux faces de l'Attraction progressivement vivante.

Pour les connaître, il faut procéder à l'égard de ce qui constitue le fond de l'être, ainsi qu'ont procédé les Anatomistes à l'égard de sa forme et de sa structure; ne pas comparer le Corps terrestre à lui-même, à des âges trop distans l'un de l'autre. Alors on apercevra les véritables *analogies* et les véritables *différences*; l'on vérifiera que le SENTIMENT, l'*intelligence* et la *force matérielle*, qui sont les attributs du

Globe dans sa vie humanitaire, lui appartiennent dès le début du premier âge; et que, s'il les a d'abord seulement en puissance, il les réalise en acte chaque jour plus manifestement.

Reconnaissez qu'immédiatement, avant l'âge humanitaire, le Globe terrestre AIME ou VEUT, *pense* et *agit*, mais que sa volonté n'est pas un pouvoir aussi actif et aussi raisonné, aussi parfait dans ses qualités qu'il le deviendra dans cet âge.

VIII. Ajoutez que l'Attraction vivante de la Terre s'est perfectionnée dans la dernière phase du permier âge, par une autre spécialisation, savoir : celles des fonctions sexuelles.

La séparation des organes mâles et femelles est devenue fixe et générale ; l'arrangement organique et le mode attractif plus compliqués. Les parties mâles et femelles, bien que séparées, s'attirent; la fonction n'a lieu que par une combinaison.

Enfin, je termine ces considérations sur le premier âge, par l'indication des traits qui signalent un autre aspect de l'Attraction vivante, celui qui en est particulièrement le *mode expressif*. Je m'explique : les idées et les actes physiques qui, dans l'Espèce humaine sont le témoignage de la vie ou du sentiment, sont manifestés avec un caractère qui leur donne une physionomie très marquée, qui les rend bien saisissables matériellement et non matériellement: les idées font image, les mouvemens prennent une signification frappante. Ce mode de manifestation de l'AMOUR, qui est une autre spécialisation de la vie intellectuelle ou physique, a dans les âges suivans, pour résultat les Beaux-Arts.

Il n'est qu'en *germe* ou en *disposition* dans les commencemens du premier âge. Toutefois, quand la vie animale atteint les rangs voisins de l'homme, elle a déjà un mode *expressif* réel : les mouvemens, les regards, les cris des animaux se coordonnent, de manière à peindre le désir, le besoin ou le sentiment qui les excite, et à le traduire extérieurement avec une force et selon un mode qui le spécifie.

ARTICLE III.

DEUXIÈME AGE DU GLOBE TERRESTRE; ENFANCE DE L'HUMANITÉ.

IX. Voici la seconde période physiologique de la Terre. La composition du Globe se complique. L'Attraction vivante acquiert la nature homme et femme: l'Humanité vient de naître. Elle est la Terre vivante, mais transformée dans ses pouvoirs d'AMOUR, d'*intelligence* et de *force*. L'Espèce humaine n'est point un être qui vient simplement augmenter le nombre des parties du Globe; son arrivée était préparée et sa présence est le signe d'une modification profonde dans l'Association entière des êtres. Les principes des corps ont conquis des aptitudes d'un ordre supérieur: l'Attraction vivante alors combine les principes du Corps terrestre, suivant le *mode humain*, dont tous les autres sont les antécédens nécessaires, qu'il résume en lui, qu'il surpasse.

La vie, *une et triple*, brille plus éclatante. Toutefois l'Humanité ne vit que de la vie de l'enfant qui respire pour la première fois, attaché au sein de sa mère qu'il ne presse encore que par un mouvement non réfléchi. Elle ouvre à peine ses sens, et commence à tâtonner le monde qui l'environne.

Alors le Globe terrestre équilibre mieux ses parties gazeuses, liquides et solides; se constitue pour l'ordre physiologique dans lequel il entre; coordonne les membres de son corps devenus plus actifs pour le but fonctionnel vers lequel il marche. La Terre, le ciel, l'humanité, s'améliorent, se perfectionnent d'un commun accord.

Pourtant l'Association est bien faible encore, relativement à ce qu'elle sera un jour. Le pouvoir coordonnateur qui combine avec tous les autres corps terrestres l'Humanité, et qui lie ensemble ses membres peu nombreux encore, n'exprime qu'un état de première enfance. Les sentimens qui doivent devenir des sentimens *sociaux*, sont maintenant circonscrits dans le cercle de la *famille*.

L'homme ne sent point sa personnalité; il est dominé par le milieu dans lequel il est plongé; il hésite, il craint, il s'incline avec timidité devant chaque objet. Tout en lui trahit la faiblesse de son *pouvoir attractif*, l'état d'infériorité suivant lequel s'exerce son activité propre.

X. L'Amour, dans cet état, se montre par des *idées* et des *actions* en rapport avec sa nature et son intensité nouvelles.

D'abord l'Humanité connaît à peine le monde qui l'entoure. Son attention s'arrête avec surprise, se heurte à chaque corps. Chacun d'eux est un tout qui doit avoir en lui seul la raison de ce qu'il est. L'homme ne conçoit presque que la *diversité* de l'Univers. Son esprit n'est point assez fort pour percevoir des *rapports*, distinguer des ressemblances. L'idée du lien qui associe les êtres est, chez lui, un sentiment obscur et vague. Voyez, lorsqu'il arrive à formuler l'Ordre Infini dans l'*unité multiple* qui le constitue, c'est surtout la *multiplicité* qui le frappe et le préoccupe.

Bientôt le sentiment de l'harmonie est moins obscur; une lumière plus vive vient éclairer le Cahos, un premier classement est tracé; mais ce qu'on y constate de préférence, ce sont des différences radicales: et par suite, dans la vie *sociale*, des distinctions rigoureuses. Les divisions par *castes* semblent consacrer l'*isolément* des individus.

Les relations que l'homme entretient alors avec le monde extérieur par son intelligence, le dirigent de préférence vers les objets qui sont au-dessus de sa tête. Le Ciel est l'objet particulier de ses contemplations. Ensuite c'est le sol que foulent ses pieds; sa fécondité éveille son attention.

Les actes matériels de l'Humanité, dans l'enfance, expriment la grossièreté des sentimens qui l'animent; leur nature répond à celle des désirs qui en sont la source; comme eux, ils sont empreints de brutalité En effet, la force est destructrice; l'homme est en guerre avec tous les êtres inférieurs à lui; c'est ainsi qu'il pratique d'abord la vie et qu'il subvient à ses besoins. Guerre aussi, dans un but semblable, entre les groupes que l'humanité forme ça et là sur la terre. La force physique n'est point encore dirigée vers le travail.

Cependant l'Association qui est mieux sentie de jour en jour, l'*amour* qui fait des progrès ont d'autres conséquences d'application. L'*ordre* qu'on a senti et compris dans l'Univers, se réflète dans la vie sociale. Toutefois, ce que l'Humanité dans son enfance avancée aime et comprend le mieux encore, c'est la *diversité* des vies. Ce sont des différences maintenant pour nous illusoires, qui la dirigent alors dans l'établissement des rangs qui séparent les hommes Vous le voyez, ces faits indiquent toujours inertie, ou du moins *peu de puissance active* dans la masse du Corps humanitaire; l'*activité* n'est bien appréciable que dans les sommités avancées de ce Corps.

Telle est la première enfance. En termes qui expriment surtout l'état des sentimens, en termes *religieux* vous direz: l'espèce humaine est *panthéiste* dans la première période de cet âge. Elle a ce caractère physiologique sur quelque point du Globe que vous l'observiez, et l'Histoire enseigne qu'elle est panthéiste particulièrement dans l'Inde, dans la Perse et dans l'Égypte. Les résultats des beaux-arts de l'Inde, de la Perse et de l'Égypte; des beaux-arts qui sont l'expression la plus animée de la vie, vous disent de quel pas marchait l'Humanité, et suivant quel mode elle AIMAIT, *agissait* et *pensait*.

XI. Cependant la puissance qui associe les parties du Globe terrestre pour un but commun, qui lie les membres toujours plus nombreux de la famille humaine entr'eux et avec l'Univers, va se perfectionnant toujours.

L'homme n'a pas une conscience nette de sa personnalité ; mais il sent mieux qu'il fait partie de l'ordre général. Il saisit mieux les affinités qui rapprochent les êtres, en même-temps qu'il en aperçoit plus distinctement les spécialités. Il divise les corps de la nature extérieure en un moins grand nombre de groupes. Il passe de la *multiplicité indéfinie* à la *pluralité*.

C'est un progrès bien marqué de la raison humaine que celui qui lui fait limiter ainsi la diversité des causes. Il prouve qu'elle saisit beaucoup de rapports entre les êtres; qu'elle aime à rechercher déjà les ressemblances qui les rapprochent. La confusion du monde extérieur se dissipe, et quoique dans l'Univers la *diversité* l'intéresse encore plus que l'*unité*, quoique les faits particuliers et du domaine de la perception matérielle la préoccupent davantage, nul doute que l'aptitude de l'homme à percevoir les faits généraux s'est perfectionnée. Il en est ainsi de son activité propre. Il commence à se fatiguer, de rester comme passif sous les influences extérieures; et l'inscription du temple de Delphes, qui l'avertit de chercher à se connaître lui-même, est l'expression d'un besoin qui ne prouve pas moins la marche rapide de l'Humanité, que ses dispositions à circonscrire les causes. Déjà l'Espèce humaine essaie de se dégager par Socrate du système de la pluralité des Dieux, elle touche à l'*unité de cause*.

La Vie matérielle montre, de son côté, les changemens qu'éprouve l'Attraction qui associe les membres du corps humanitaire. Les hommes s'agglomèrent ça et là en masses étendues et compactes. Certainement, la force physique n'a point cessé d'être destructrice, la vigueur est toujours la vertu: la guerre est le but constant de l'activité matérielle; néanmoins elle adoucit sa férocité, et les hommes s'y livrent avec plus de discernement; enfin, les résultats sont toujours d'amener un rapprochement plus intime entre les nations.

Voilà qu'elle est la vie théorique et pratique de cette période qui, en langage religieux, a été désignée sous le nom de Polythéisme.

XII. Mais ce mode d'action imprime encore son cachet à tous les phénomènes de la vie humaine, que déjà la vie se spécialise autrement sur quelques points. L'homme sent plus l'harmonie générale, et l'*unité de cause* est proclamée. Elle n'est point ici, comme en Grèce, une idée purement spéculative; son influence descend dans la vie sociale, elle produit l'étroite intimité d'un certain nombre d'hommes, elle constitue le peuple Juif. Et bien que le mode attractif qu'elle exerce soit matériel, grossier, et en rapport avec l'état d'enfance de l'Humanité, c'est un phénomène d'un haut intérêt, et l'indice d'un besoin d'association qui grandit sans cesse: il est la transition de l'enfance de l'Humanité à son adolescence.

XIII. Telle est la vie du Globe terrestre dans le deuxième âge. La transformation de l'amour est continue, c'est une rénovation permanente de sa nature, et la vie intellectuelle et physique l'expriment incessamment. L'humanité s'harmonise de plus en plus dans ses diverses parties, et en même temps se combine de mieux en mieux avec ce qui l'entoure : partout elle aperçoit peu à peu l'*ordre* ou l'*unité*.

Le caractère saillant de cet âge tout entier, c'est d'être surtout un développement de la *face matérielle* de l'Espèce humaine; ses besoins, ses actes et ses idées ont cette qualité, comme l'ont ceux de l'enfant qui vient de naître. D'une part, limitation graduelle de la *diversité*, éducation des *sens* plutôt que de l'intelligence; de l'autre, emploi grossier de la *force physique* qui commence à peine à se diriger vers le travail producteur.

Le caractère dominant de matérialité ressort aussi des relations dans lesquelles se trouvent alors l'aspect mâle et l'aspect femelle du Globe terrestre. Le premier agit d'autant plus despotiquement sur l'autre que les sentimens sont plus grossiers, les besoins plus corporels et la force plus brutale; la femme est esclave, dégradée, l'amour est sensuel et désordonné.

Le matérialisme de cette époque est prouvé par le peu d'*activité propre* que témoigne l'intelligence des hommes; le Ciel, la terre, les objets environnans absorbent l'attention par la diversité et la richesse des phénomènes sensibles qu'ils présentent, et l'attention se contente de réagir encore aux impressions reçues; car, s'examiner soi-même est un besoin qu'il ne se fait presque pas sentir.

Pendant la durée de cet âge, les beaux-arts qui peignent le mode passionnel régnant, annoncent une vie toute sensuelle. On cultive avec plus d'ardeur ceux d'entr'eux qui s'appliquent à représenter et à faire aimer la beauté matérielle et la volupté physique: la Sculpture est portée à un très haut point de perfection. Les monumens de la Grèce et de Rome, parlent beaucoup plus aux sens qu'à l'esprit.

Voilà par quels progrès s'élève à sa dernière enfance la Vie, à la fois minérale, végétale et humaine du Globe terrestre: arbre aux branches étendues dont les parties sont hiérarchisées, d'après le degré et la spécialité de leur fonction; racines, tiges, feuilles, fleurs et fruit constituent une combinaison d'élémens, *une* et *diverse*. C'est une chaîne formée par une série d'anneaux dont les mêmes métaux sont la base; mais qui se surpassent graduellement en richesse et en beauté, à cause du nombre et de la qualité des métaux qui les composent.

L'Humanité, dans son enfance, fonctionne successivement en *panthéiste*, en *polythéiste* et en *monothéiste*. Et elle ne cesse point d'être panthéiste lorsquelle passe au Polythéisme; elle est encore à la fois panthéiste et polythéiste, quand elle arrive au Monothéisme matériel. De même que, dans son premier âge, la Terre est un corps simultanément minéral, végétal et animal; masse qui va en se transformant et se spécialisant, tout en restant semblable à elle-même.

Quand l'Humanité est panthéiste, elle est *virtuellement* ce qu'elle sera dans Moïse et le peuple Juif.

ARTICLE IV.

TROISIÈME AGE DE LA TERRE; ADOLESCENCE DE L'ESPÈCE HUMAINE.

XIV. L'âge précédent se continue encore, et déjà les phénomènes de celui qui commence se manifestent. L'Attraction vivante, la composition du corps terrestre se perfectionne, et les *sentimens*, les besoins qui sont attachés à ce progrès, inspirent des *idées* et des *actions* qui ont une face nouvelle. A l'Orient et à l'Occident de la Terre s'annonce une autre vie: de toute part, l'homme cherche à se coordonner à ce qui l'entoure, à s'étudier lui-même, à fixer sa place dans l'harmonie générale; l'Humanité entre en adolescence.

Le Globe terrestre touche à la réalisation de progrès immense par l'extension de ses pouvoirs d'association; un mouvement genéral s'effectue dans l'Espèce humaine, la sociabilité en rapproche les membres par une intimité étroite : c'est le règne de la fraternité. Il est vrai qne cette sorte d'amour n'embrasse pas toutes les faces de la vie; mais au moins l'Attraction de l'adolescence a pour objet d'associer *tous* les hommes par les sentimens et par les idées. La *vie matérielle* encore grossière est comprimée; elle reste, pour ainsi dire, étrangère au développement qui s'opère, car il est principalement *spirituel*.

XV. L'Humanité qui éprouve le besoin de se constituer un *ordre* différent, montre une grande aptitude à saisir en elle et hors d'elle les faits *généraux* ou d'*unité*. Le pouvoir qu'elle a de coordonner et de percevoir les qualités non matérielles des êtres est tellement actif qu'elle démêle abstractivement ces qualités dans tout ce qui est, invente une cause non matérielle pour les rallier, et met la Vie dans cette cause qu'elle nomme l'*Esprit.* D'une autre part, elle rattache les qualités matériellement percevables des corps à une cause d'une espèce inférieure qu'elle appelle la *Matière.* Et par cette Conception générale dans laquelle la matière est subalternisée à l'esprit, elle crée l'ordre au point de vue intellectuel, elle constitue la Science de cet âge. Une cause *Spirituelle infinie* régit le monde matériel, une *ame* régit le corps. Le sens que l'Espèce humaine avait attaché au mot *cause* est transformé; maintenant par une autre manière de sentir et de voir, ce mot a pris une signification qui est principalement *spirituelle.*

Tel est, Messieurs, le mode intellectuel de l'Humanité adolescente. Elle étudie spécialement les faits généraux, et l'interprétation qu'elle leur donne dérive du principe qui établit la distinction de l'esprit et de la matière. En outre, les faits particuliers, la *multiplicité* sont pour elle d'un rang inférieur; non seulement elle aime peu à les connaître, mais encore elle en fait une classe rigoureusement distincte de l'autre.

L'Espèce humaine a besoin d'étendre ses facultés propres, elle croit dominer par elles le milieu qui l'entoure : elle veut se soustraire autant que possible à son influence; elle désire de se dégager avec le même soin de la matière de son corps qui l'attache à la terre. Ce sentiment qu'elle tend à justifier sans cesse, lui fait exagérer son indépendance; elle n'accorde l'*activité* qu'à l'ame, elle l'a dénie à la matière.

XVI. L'amélioration des sentimens imprime une heureuse direction à l'emploi de la *force physique* : il change d'objet, et sert plus directement au bien être matériel et au progrès en général. Bientôt le travail industriel prend un accroissement rapide par la transformation des sentimens guerriers. Si la production des richesses n'est point le but de l'activité générale, du moins le besoin de comprimer les dispositions guerrières est fortement senti. Le cœur ne dirige positivement encore que la tête et non les bras, la fraternité n'est que spirituelle. Dans la vie politique il existe des démarcations radicales entre les hommes; elles séparent les classes inférieures des classes supérieures, l'égalité n'est que spirituelle. L'on n'est uni par un sentiment commun, que pour *cultiver* Dieu et l'ame. En d'autres termes, de tout ce qui est, l'homme n'aime à cultiver que l'aspect inaccessible aux sens, *le Culte* n'est point encore l'Industrie.

XVII. Maintenant, si vous observez le mode de l'Attraction animée qui est relatif aux sexes, vous trouverez que le despotisme du mâle s'est changé en simple protectorat. Mais l'association sexuelle n'existe point aux conditions de l'égalité véritable. L'harmonie n'a lieu que par la subalternisation de la femme à l'homme. La vie du couple est considérée comme étant principalement *mâle*. Cet amour, dans l'adolescence de l'Humanité, ressemble aux autres modes de l'Attraction vivante; il cherche à sortir du domaine des sens, il est spiritualiste ou *platonique*, et le mariage est plutôt une association d'*ames* que de *corps*. La femme n'est pas en réalité montée au rang d'*épouse*. Une autre harmonie se prépare, car l'Humanité va subir la révolution de sa puberté.

Pour exprimer, en langage religieux, qu'elle est la vie de l'Espèce Humaine dans son adolescence, je dis qu'elle est *chrétienne*: c'est ainsi qu'alors elle fonctionne dans sa vie une et triple.

Les Beaux-Arts, qui sont la traduction directe du mode de sentir, sont surtout *Spiritualistes* dans le *moyen âge* ou l'adolescence. Vous remarquez, parmi ceux que l'on se plaît alors à cultiver de préférence, la peinture, la poésie, la musique qui nous attachent à la vie Spirituelle plus qu'à la vie matérielle, au ciel plutôt qu'à la terre; qui sont propres à peindre la beauté *morale* mieux que la beauté *physique*, l'*expression*, l'*idée* mieux que les *formes*.

XVIII. Cependant, bien que la face matérielle de l'être soit comprimée, voilée pendant le cours de cette période, le progrès n'y est point annulé; l'Humanité vit toujours dans ses *deux aspects* sans doute, mais inégalement : elle grandit et fonctionne, il est vrai, en Orient et en Occident, mais non pas avec la même activité; ses deux vies ne marchent pas de front.

Toutefois la Vie matérielle fait des efforts croissans pour marcher d'un pas égal à l'autre, elle se perfectionne à son tour, devient plus pacifique et plus féconde dans ses résultats. Sa puissante énergie encore irrégulière, ne réclame qu'un ordre, une direction. L'Industrie a remplacé la guerre. Dans le champ de la vie physique comme dans celui de l'intelligence, la *matière* a conquis ses droits; partout elle demande à être traitée comme l'égale de l'*esprit*. L'Espèce humaine fait sa puberté; une harmonie nouvelle s'annonce.

ARTICLE V.

QUATRIÈME AGE DE LA TERRE; VIRILITÉ DE L'ESPÈCE HUMAINE.

XIX. Voici venir maintenant l'âge dans lequel l'Humanité doit accomplir son entier développement, où l'Attraction animée se manifeste *aussi bien* par des actes que par des idées, où l'Association se réalise avec la même puissance dans la vie intellectuelle et la vie matérielle, dans lequel toutes les faces de l'être sont également représentées. Le Corps humanitaire entre dans cette harmonie définitive, vers laquelle il a marché constamment d'un pas plus assuré. Il se sent lié au monde extérieur, sans avoir besoin de le subalterniser : l'état d'antagonisme s'efface; il est uni à TOUT CE QUI EST, sans exagérer son activité propre. La même égalité règne dans l'association de ses membres. L'activité et la passivité ne sont plus exclusives, toute *réaction* est *active*; l'obéissance est volontaire, elle est aimante comme le commandement qui ordonne d'agir. L'amour qui seul unit les hommes, seul aussi sert à les distinguer; les différences natives sont l'unique base de la hiérarchie sociale.

A ce mode élevé de l'Attraction animée, répond la science générale suivante : L'UNIVERS, L'INFINI, c'est l'association harmonique de tout ce qui est. L'être est un ensemble de parties qui s'attirent les unes les autres et attirent les corps qui sont en dehors d'elles, pour un but fonctionnel déterminé. L'être est une *unité multiple* sous quelque rapport qu'on l'étudie, la multiplicité mérite la même faveur que l'unité.

L'Espèce humaine dans sa virilité se conçoit comme un seul être, *aimant*, *intelligent* et *fort*.

Elle conçoit l'individu comme elle se conçoit elle-même : unité triple avec *prédominance intellectuelle* ou avec *prédominance matérielle*; d'où il suit que les affinités qui l'associent avec tous les membres du Corps humanitaire l'associent surtout avec ceux dont les affinités sont d'une nature analogue aux siennes.

Chez tous, les deux aspects de la vie se manifestent. Mais il est des individus, en qui l'aptitude intellectuelle est *égale* à l'aptitude industrielle. Ceux-là, jouissent d'un pouvoir d'association plus étendu.

L'individu est un couple mâle et femelle sans infériorité de l'une des deux moitiés sur l'autre. Alors, seulement, la femme devient l'égale de l'homme et porte à juste titre le nom d'*épouse*, l'amour qui les rapprochent est autant sensuel que spirituel. Le but du couple est l'accomplissement des fonctions, à la fois sociales et individuelles, auxquelles il est nativement appelé.

Et le but commun des membres de l'Association humaine, celui du Globe terrestre à l'état de virilité, c'est le développement progressif et coordonné de tous les modes de son activité.

L'Humanité est une armée de travailleurs divisée en trois corps: celui des Artistes, celui des Savans et celui des Industriels. Cette armée est la combinaison de tous les individus mâle et femelles de l'Espèce humaine. Elle couvre la surface de la terre et s'harmonise progressivement sur tous les points avec elle, avec son atmosphère, avec toutes les existences qui font partie de l'une et de l'autre.

XX. Tel est l'âge viril du Globe terrestre, c'est la combinaison de l'enfance et de l'adolescence; c'est la transformation de la *matière* et de l'*esprit* qui, après avoir été deux réalités distinctes, ne sont plus que les deux aspects de l'être, les deux faces de la vie.

Les Beaux-Arts chantent l'harmonie de l'*esprit* et de la *matière* dans l'Univers, sur la Terre et dans l'Humanité. Ceux qui inspirent l'amour du travail et des richesses de l'Industrie sont placés au même rang, brillent du même éclat que ceux qui font aimer la Science et savent en poétiser les merveilles.

XXI. A présent, Messieurs, le Globe terrestre doit se montrer à vous comme un ensemble de parties liées les unes aux autres et au Système entier de l'Univers; vivant d'une Attraction qui, d'abord est faible et au minimum de spécialisation dans ses modes d'agir, et qui se complique ensuite progressivement, tout en conservant sa nature. Ou bien comme un être dont la structure et la composition varient continuellement sans qu'il perde son identité : Chimie et Physique de plus en plus vivante, tant à cause du nombre des élémens qu'elle associe, que du mode suivant lequel elle les associe; composition qui se modifie insensiblement de manière à spécifier des êtres progressivement distincts, mais semblables; structure qui se diversifie indéfiniment sans cesser d'être analogue à elle-même.

Le Globe terrestre, enfin, doit se montrer à vous comme un être, dont la connaissance repose sur la double observation des ressemblances qui le rapprochent des autres êtres, qui rapprochent ses propres parties les unes des autres; et des différences qui la séparent des autres corps, qui distinguent ses parties entr'elles; ou bien sur la double observation des faits généraux et des faits particuliers.

XXII. Messieurs, la manière de concevoir les âges du monde, tels que je viens de l'exposer, a des conséquences pratiques de la plus haute valeur. Elle tient de très près à l'amélioration rapide du sort des hommes et à leur conservation. C'est vous dire qu'elle intéresse vivement le médecin. Elle l'avertit que pour tracer largement les règles qui serviront de base à l'Hygiène sociale, il doit à la fois porter son attention sur l'homme et les hommes, sur l'Association entière et sur l'individu qui en fait partie; car ils fonctionnent ensemble et leur bien être est combiné. Il doit simultanément étudier la vie dans les deux aspects, car dans la réalité ils ne sont jamais séparés. Cette double vue qui est nécessaire au médecin, lui inspirera des préceptes toujours généraux et spéciaux. L'Hygiène publique et l'Hygiène privée sont deux faces de la même Science, puisque la vie de l'Humanité est la vie du Globe terrestre spécialisée; puisque la vie d'un homme est la vie de l'Humanité individualisée en lui.

Eh bien, les âges de la famille humaine étudiée sous les rapports de l'Hygiène offrent une série de faits qui se géné-

www.ingramcontent.com/pod-product-compliance
Lightning Source LLC
LaVergne TN
LVHW020254230826
846091LV00006B/2410

9782013381383